AF296014

DE LA CATARACTE.

Est-il possible de la guérir

SANS OPÉRATION CHIRURGICALE ?

Par H. Daniel de St-Antoine,

DOCTEUR EN MÉDECINE DE LA FACULTÉ DE PARIS,

Professeur d'Anatomie générale, Médecin Inspecteur des Écoles primaires du 4ᵉ arrondissement, Membre de la Société des Sciences Naturelles de France, de la Société de Civilisation, Professeur d'Anatomie à son École Philosophique, de la Société Française de Statistique universelle, de l'Académie de l'Industrie française, Membre correspondant de la Société de Médecine, Sciences et Arts de l'Eure, de la Société académique des Sciences, Arts, Belles-Lettres et Agriculture de l'Aisne, de la Société d'Émulation de Cambrai, de la Société littéraire polonaise, Membre de la Commission de Salubrité du quartier de la Banque de France, etc.

> « Promissiones itaque horum pharmacorum magnæ sunt, verum effectus aliquando nullos, aliquandò valdè exiguus.
>
> « GALIEN, Chap. IV, Livre 4 de la *Composition des Remèdes.* »

Prix : 75 cent.

PARIS.

CHEZ JUST-ROUVIER, LIBRAIRIE DES SCIENCES MÉDICALES,
Rue de l'École-de-Médecine, Nᵒ 8 ;

DUVERNOIS, LIBRAIRE, PALAIS-ROYAL ;

ET CHEZ L'AUTEUR, PLACE VENDÔME, Nᵒ 16.

1834.

DE LA CATARACTE.

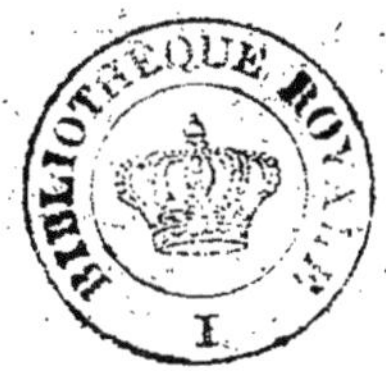

DE LA CATARACTE.

Est-il possible de la guérir sans opération chirurgicale ?

C'est pour détruire une erreur que l'on veut accréditer, que j'entreprends cette publication. Il importe que les gens du monde sachent s'il est possible ou non de guérir la cataracte sans opération chirurgicale.

La cataracte doit être considérée comme la nécrose ou mort du cristallin ; dans cet état, les rayons lumineux, arrêtés sur un corps devenu opaque, ne peuvent plus parvenir jusqu'au fond de l'œil ; et la vision suspendue ne peut être rendue que par l'extraction ou le déplacement de ce corps.

Les anciens, qui connaissaient moins les ressources qu'offre la thérapeutique à la médecine, avaient fait des tentatives pour guérir sans opération la cataracte cristalline ; mais, dans ces temps d'épreuves pour l'humanité, il s'est encore trouvé des hommes supérieurs qui considéraient ces tentatives comme infructueuses. Galien lui-même n'avait aucune foi, ni dans les promesses , ni dans la composition des remèdes de ces médecins thérapeutes.

Depuis le deuxième siècle , mille essais ont été tentés par la médecine pour triompher de cette maladie. Ses efforts ont toujours été impuissans ; Boerhaave , qui a laissé un traité spécial sur les maladies des yeux , n'avait lui-même confiance qu'en un seul remède, le mercure, encore fallait-il que les cataractes fussent naissantes. «*Is enim solus incipientes cataractas et ferè jàm matas, dissolvit* » (1).

Si l'on consulte maintenant les écrits des oculistes les plus célèbres avant d'interroger l'anatomie du cristallin à l'état de cataracte , on voit que sur ce point ils n'ont jamais été divisés d'opinion.

Maitre-jan , dont l'autorité est d'un si grand poids dans l'ophtalmologie , ne pouvait s'imaginer comment un cristallin desséché, qui est un corps étranger, inutile, nuisible , pouvait se rétablir par les remèdes (2).

Jean Janin, dont l'autorité est grande aussi, rejetait cette idée, « que les remèdes pussent rétablir la transparence naturelle de la lentille oculaire lorsqu'elle est devenue opaque ; la théorie et l'expérience, disait-il , décident pour la négative (3). »

---

(1) Boerhaave, *Prœlectiones publicæ de morbis oculorum,* page 116, in-12, Paris, 1748.

(2) Maitre-jan , *des Maladies de l'œil,* pages 152 et suiv., in-4° , Troyes, 1707.

(3) Jean Janin, page 278, vol. in-8°. Lyon, 1772.

— 5 —

Guérin , chirurgien en chef du grand Hôtel-Dieu de Lyon,
regardait tout remède comme inutile (1).

Pellier de Quengsy était convaincu qu'on ne pouvait rendre
la vue à un aveugle cataracté que par l'opération ; encore, disait
cet oculiste , faut-il pour cela que la cataracte soit de bonne nature (2).

Si ces autorités ne suffisaient pas , je pourrais me prévaloir
de l'opinion d'oculistes modernes, tels que Scarpa , Béquet,
Grandjean, Alexandre de Londres , Maunoir de Genève, etc. ;
mais l'étude de l'anatomie pathologique vient nous apprendre
quelles sont les causes matérielles qui s'opposent le plus ordinai-
rement à la guérison du cristallin cataracté.

Formé de lamelles superposées les unes sur les autres, le cristallin cataracté n'est plus qu'un corps dont les parties molles et
gommeuses ont perdu leur translucidité. La membrane qui lui
sert d'enveloppe peut elle-même avoir perdu complètement sa
transparence, souvent couvrir dans cet état un corps devenu ou
mucilagineux , ou purulent, ou gypseux , et être elle-même tellement ruinée, que ses lambeaux sont tantôt adhérens à la sur-
face du cristallin, ou tantôt collés au cercle de l'iris.

Ainsi, on peut proclamer hautement, sans crainte d'être dé-
menti par la partie saine de la médecine , qu'il n'existe point de
secret, ni de méthode particulière à son auteur, ni de remède

---

(1) Guérin, des *Maladies des yeux*, page 350, in-12. Lyon, 1769.
(2) *Cours d'opérations sur les yeux*, page 184; in-8°. Paris, 1789.

spécifique pour la guérison de la cataracte ; croire le contraire est une erreur.

Cependant, comme toutes les maladies ont toutes diverses périodes, on a dû, avec raison, rechercher, si, dès son début, la cataracte était curable. Sur ce point, les anciens ne sont pas restés en arrière, et ils nous ont laissé des préceptes fondamentaux. Souvent impuissans eux-mêmes pour opérer la résolution d'une cataracte même naissante, ils ont fort bien su distinguer la limite où la médecine finit et celle où la chirurgie commence, bonne foi dont auraient bien dû hériter les prétendus oculistes qui, de nos jours, spéculent si honteusement sur la misère publique.

Celse (1), Fabrice de Hilden (2), Aquapendente (3) et Rivière (4) ont bien écrit qu'il était possible de guérir une cata-

---

(1) Suffusionis jàm aliàs feci mentionem, quia cùm recens incidit, medicamentis quoque sœpè discutitur, sed ubi vetustior facta est, manus curationem desiderat.

Celse, de oculorum naturâ, pages 431 et 432, in-12.

(2) Confirmatam enim suffusionem non nisi manuali operatione, acu scilicet auferri posse, experientia me edocuit.

Vilhelmi-Fabricii Hildani opera, Francofurti ad Mœnum, in-folio 1646.

(3) *Opera chirurg. de humore crystallino*, cap. vii, page 192.

Lugduni Batavorum, petit in-folio, 1778.

(4) Cum nullis medicamentis dissolvi potest cataracta, ultimum est chirurgica operatio.

Praxeos medicœ, lib. ii, chap. iv, *de Suffusione.* Lugduni, petit in-folio, 1779.

racte commençante, mais ces hommes d'un génie élevé n'avaient d'autre remède à offrir que l'opération, quand elle était confirmée, convaincus qu'il était au-dessus de la puissance de l'homme de prétendre à d'autre moyen lorsque les lames profondes du cristallin étaient passées à l'état d'induration ou de ramollissement. On peut, au contraire, espérer la guérison lorsque la cataracte est due à des violences extérieures, et un assez grand nombre de faits pratiques m'ont prouvé qu'on peut souvent guérir la cataracte accidentelle. Souvent même, des portions du cristallin sont tellement détachées, qu'on les voit peu à peu disparaître sans autre secours que l'absorption. Les cataractes qui sont produites par du pus accumulé dans les deux chambres à la suite d'une ophtalmie intense et de l'inflammation de la pupille et de l'uvée, portée à travers la capsule sur l'humeur de Morgagni et jusque sur le cristallin lui-même, sont de nature à être combattues avec quelque succès ; celles qui résultent de la pléthore, de la siphylis, de la cessation des menstrues, des scrophules, des dartres, de la suppression de quelques exutoires, sont encore quelquefois susceptibles de guérison.

Quant au traitement, il doit varier selon les causes, et c'est à l'oculiste à se servir judicieusement de celui qu'il croit le meilleur. C'est encore le lieu de repousser toute méthode exclusive, puisqu'on ne peut considérer comme rationnelle toute méthode de traitement qui ne repose pas sur les lois d'une saine pathologie. Celle proscrite depuis de Haen et ressuscitée par Percy et le docteur Gondret peut offrir des avantages, puisqu'elle me paraît fondée sur la connaissance des lois de l'organisme; mais encore faut-il qu'à son secours vienne s'unir une juste appréciation des causes et des constitutions : on a prétendu qu'elle rendait fou : cette assertion me paraît d'autant plus étrange que M. Gondret l'a souvent appliquée avec succès contre la manie et l'épilepsie. Quant aux prétendues méthodes préconisées depuis peu contre la cataracte, et dont le mystère est l'élément principal, il suffira du temps pour en faire justice, car les résultats n'ont pu supporter l'examen qui en a été fait. Quant aux livres qui les appuient, ils me paraissent être la plus juste critique de ces méthodes.

Cet opuscule garantira peut-être quelques personnes contre le piége que leur tendent journellement l'ignorance, la mauvaise foi ou la cupidité.

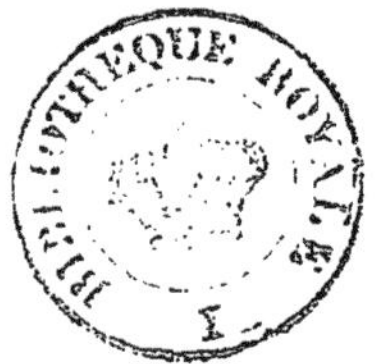

IMPRIMERIE DE DEZAUCHE, FAUBOURG MONTMARTRE, N° 11.

DU MÊME AUTEUR.

POUR PARAÎTRE PROCHAINEMENT.

TABLEAU SYNOPTIQUE

DES

MALADIES DES YEUX

ET DE LEUR TRAITEMENT.

IMPRIMERIE DE DEZAUCHE, FAUB. MONTMARTRE, N° 11.

9 782019 990435